Dieta Vegana

*El Estilo De Vida Sin Carne Comienza Ahora
(Construya Músculo Y Manténgase Delgado)*

Zoilo Morales

Publicado Por Jason Thawne

© **Zoilo Morales**

Todos los derechos reservados

Dieta Vegana: El Estilo De Vida Sin Carne Comienza Ahora (Construya Músculo Y Manténgase Delgado)

ISBN 978-1-989749-58-6

Este documento está orientado a proporcionar información exacta y confiable con respecto al tema y asunto que trata. La publicación se vende con la idea de que el editor no esté obligado a prestar contabilidad, permitida oficialmente, u otros servicios cualificados. Si se necesita asesoramiento, legal o profesional, debería solicitar a una persona con experiencia en la profesión.

Desde una Declaración de Principios aceptada y aprobada tanto por un comité de la American Bar Association (el Colegio de Abogados de Estados Unidos) como por un comité de editores y asociaciones.

No se permite la reproducción, duplicado o transmisión de cualquier parte de este documento en cualquier medio electrónico o formato impreso. Se prohíbe de forma estricta la grabación de esta publicación así como tampoco se permite cualquier almacenamiento de este documento sin permiso escrito del editor. Todos los derechos reservados.

Se establece que la información que contiene este documento es veraz y coherente, ya que cualquier responsabilidad, en términos de falta de atención o de otro tipo, por el uso o abuso de cualquier política, proceso o dirección contenida en este documento será responsabilidad exclusiva y absoluta del lector receptor. Bajo ninguna circunstancia se hará responsable o culpable de forma legal al editor por cualquier reparación, daños o pérdida monetaria debido a la información aquí contenida, ya sea de forma directa o indirectamente.

Los respectivos autores son propietarios de todos los derechos de autor que no están en posesión del editor.

La información aquí contenida se ofrece únicamente con fines informativos y, como tal, es universal. La presentación de la información se realiza sin contrato ni ningún tipo de garantía.

Las marcas registradas utilizadas son sin ningún tipo de consentimiento y la publicación de la marca registrada es sin el permiso o respaldo del propietario de esta. Todas las marcas registradas y demás marcas incluidas en este libro son solo para fines de aclaración y son propiedad de los mismos propietarios, no están afiliadas a este documento.

TABLA DE CONTENIDO

Parte 1 1

Introducción. 2

Capítulo 1- ¿Qué Es Comer Vegano? 4

Capítulo 2 – Diferentes Tipos De Vegetarianos. 8

RAZONES POR LAS QUE LAS PERSONAS ADOPTAN EL CONCEPTO VEGANO. 11
CREENCIAS ÉTICAS Y MORALES. 12

Capítulo 3 – Beneficios En La Salud Y Elecciones De Comida. 15

BENEFICIOS A LA SALUD. 15
ALIMENTOS BÁSICOS PARA LA ALIMENTACIÓN VEGANA. 19
BEBIDAS. 21

Capítulo 4 – Mitos De La Dieta Vegetariana. 25

Capítulo 5 – Consejos Veganos Y Súper-Alimentos. 30

COMPROMETERSE CON LA IDEA. 30
ABRE TU MENTE. 31
PREPÁRATE A TIEMPO 31
COMPRAR LOS BÁSICOS. 32
MANTENTE ALEJADO DE LA COMIDA RÁPIDA. 32
ESTÉ PREPARADO ANTES DE SALIR. 33
ENTIENDE QUE ESTO ES TODO O NADA. 34
GUÁRDATELO PARA TI MISMO. 34
UN PASO A LA VEZ. 35
ESTABLECE TUS METAS Y APÉGATE A ELLAS. 35
NO SEAS UN VEGANO NO SALUDABLE. 36
LOS COMEDORES DE COMIDA CHATARRA NECESITARÁN COMER MUCHO MÁS. 37

Capítulo 6 – 5 Días De Dieta Simple. 45

CALCULANDO CALORÍAS. 45

Desayuno Del Día 1: 47
Almuerzo Del Día 1: 48
Desayuno Del Día 2: 50
Desayuno Del Día 3: 52
Desayuno Del Día 4: 54
Cena Del Día 4: 55
Desayuno Del Día 5: 57

Conclusión. 61

Parte 2 63

Introducción 64

¿Qué Es La Dieta Vegetariana? 67

¿Por Qué Seguir Una Dieta Vegana? 69

Los Beneficios De Una Dieta Vegana 71

Dieta Vegana Y Prevención De Enfermedades 75

Los Contras De Una Dieta Vegana 78

Estructura Nutricional De La Dieta Vegana. 84

Los Problemas De Nutrición De La Dieta Vegana 87

Recomendación De Nutrición Diaria 95

La Mejor Comida Para La Dieta Vegana 96

Escogiendo Aceites De Cocina 105

Dieta Vegana Y Pérdida De Peso 110

Comidas Veganas Para Bajar De Peso 115

Tips Para Una Dieta Vegana 117

Conclusión 119

Parte 1

Introducción.

No importa si es joven o viejo, si estás en forma o fuera de forma, embarazada o atravesando la menopausia; la dieta vegana, bien hecha, hará que mantengas la transformación de tu cuerpo delgado y fuerte. Ya sea que quieras perder peso, luchar contra una enfermedad, ayudar a prevenir la crueldad animal, proteger el ambiente o sólo ganar energía, esta guía es para usted. En este libro introductorio descubrirá todo lo que necesita saber sobre la dieta vegana para principiantes y hará su transición a la vida saludable de manera fluida.

Aprenderá todo acerca de los pros de una dieta estricta vegana y los beneficios ambientales, hasta la ética en cuestión y como puede utilizar este estilo de alimentación para perder peso. Las desventajas también se discuten junto con las soluciones a cualquier deficiencia que pueda encontrar. Para verificar las credenciales de adoptar un estilo de vida vegetariano leerá de fuentes verídicas de la profesión de nutrición. La información que leerás te inspirará para que esto suceda. El menú demostrativo que este plan te da te proporcionará la visión.

No hay una dieta PERFECTA para todos y eso lo sabrás sólo al intentarlo. Este libro se entrega de manera convincente para que usted pueda experimentar el masivo movimiento vegano que está ganando impulso en todo el mundo, y puede ser el movimiento para usted.

Capítulo 1- ¿Qué es comer vegano?

Numerosos grupos vegetarianos han emergido por ambas razones, nutricionales y éticas. Los monjes son un ejemplo de un grupo que históricamente práctica el veganismo y no fue hasta el año 1896 que el término *'vegetariano'* nació. La palabra viene del latín *'vegetus'* que significa *'vivo'*. Curiosamente la palabra inglesa *'vegetable'* significa "persona que no come carne". Los europeos fueron los primeros en apoyar y honorablemente promover la dieta vegetariana. En los principios del siglo XX se estableció la Unión Vegetariana Internacional y más recientemente a lo largo del siglo XX este estilo de vida crece por sus fuertes razonamientos éticos y morales, nutricionales, económicos y ambientales.

Entendiendo que el comer vegano es diferente que el vegetariano; con el vegano no se consumen productos de origen animal en absoluto, eso incluye subproductos animales como lo son productos lácteos, piel y pelaje.

Los vegetarianos de la India representan

más del 70% de la población vegetariana donde casi el 42% de la población hindú sigue una dieta vegetariana. En los Estados Unidos, estudios han demostrado que arriba del 5% de la población son veganos. Este número sigue creciendo.

Existen diferentes tipos de vegetarianos pero el vegetarianismo es esencialmente practicar una dieta que tiene alimentos que provienen en su totalidad o principalmente fuentes vegetales. Los veganos son aquellos que en su dieta no consumen nada que tenga que ver con animales. Los alimentos básicos para una dieta vegana son: granos, nueces, semillas, legumbres, frutas y vegetales. Hay algunos vegetarianos que no consumen productos de origen animal y algunos otros solo consumirán leche, pescado o huevos, esto de acuerdo con cancer.org

Para muchos, escoger un estilo de vida vegano les da tranquilidad mental en la batalla en contra de la crueldad animal y el sacrificio de animales inocentes cuando hay otras fuentes de alimento disponibles. Muchas personas recurren al veganismo para estar saludables y perder peso. El problema que enfrentan muchos es que una caloría es una caloría, el hecho de que no estés comiendo carne no significa que pueda meterse en su viejo bikini a tan corto plazo. El pan, la pasta, las papas fritas, la comida chatarra, los pasteles y otros alimentos en caja son igual de peligrosos cuando se trata de la obesidad y enfermedades prevenibles como lo es la diabetes.

Sin embargo, si cuenta con la información correcta y un plan de acción para convertirse en un vegano saludable, podrá alcanzar sus objetivos de pérdida de peso de por vida. Es importante tener en cuenta que una de las principales preocupaciones con respecto a la alimentación con solo plantas es como obtener suficiente proteína. En resumen, las proteínas completas viene de fuentes animales y contiene todos los 20 aminoácidos (componentes básicos) esenciales para la prevención de enfermedades y buena salud. Con la alimentación vegana es más difícil de obtener esta proteína completa porque debes combinar proteínas parciales con tu alimentación a base de plantas. Es como armar un rompecabezas, si no entiende como asegurarse de comer las combinaciones correctas basadas en proteínas para crear proteínas completas, está privando su cuerpo y mente del combustible óptimo para funcionar.

Esta guía simplificará el proceso y se asegurará que sepa exactamente lo que debe hacer si decide adoptar un estilo de vida vegano.

Capítulo 2 – Diferentes tipos de vegetarianos.

Este es un libro sobre dieta vegana para principiantes, pero es importante que abras tu mente a todos los aspectos de la alimentación vegana. Esto te ayudará a entender mejor lo que es el veganismo y como puede beneficiar a tu mente, cuerpo y vida.

A través de los años diferentes tipos de vegetarianos han emergido, si buscas en el listado principal hay literalmente cientos de ellos. Vamos a enfocarnos en los cuatro tipos principales para iniciar. Livestrong.com reconocidos alrededor del mundo proveen de información que necesitará para abrir su mente e informarse acerca de la alimentación vegetariana. Establece que las cuatro formas más reconocidas de vegetarianismo son los semi-vegetarianos, lacto-ovo vegetarianos y los veganos.

- **Semi-vegetarianos.**

Alguien que elige este estilo de vegetarianismo consume carne en ocasiones, sólo no regularmente. Este tipo de alimentación basada en la ingesta de plantas es el primer paso para las personas que buscan eventualmente transformarse en verdaderos veganos, donde no hay carne o productos de origen animal que puedan ser comidos o usados.

Una ventaja de los semi-vegetarianos es que no debe preocuparse por la deficiencia de proteína, el consumo ocasional de carne elimina esta preocupación.

- **Lacto-Ovo Vegetarianos.**

Esta es la práctica vegetariana donde no hay carne, pescado o cualquier tipo de ave permitida. Están permitidos cualquier otro producto de origen animal, los huevos (ovo), queso (lacto), y la leche están permitidos. Este tipo de vegetariano no apoyan el consumo de carne animal de ningún tipo.

- **Lacto-Vegetariano.**

Cuando decides convertirte en un Lacto-Vegetariano no puedes comer ningún tipo de carne animal o huevos, pero si puedes comer otros productos animales como leche, crema, mantequilla, queso y yogurt.

Para la mayoría de las personas que escogen este estilo de dieta basada en la ingesta de plantas es más una decisión ética ya que suelen creer que la vida animal comienza con el huevo.

- **Vegano.**

Si quiere comprometerse completamente al estilo de vida vegetariano optará por la alimentación vegana.

Medicalnewstoday.comestablece que los verdaderos veganos no comen ningún tipo de comida de origen animal, esto incluye la miel. Un vegetariano puede elegir consumir huevos(lacto-ovo), o leche (lacto). Puedes pensar del veganismo como la base o fundamento de la alimentación basada en plantas, el evento principal. Cualquier otra clasificación vegetariana es parte de este concepto principal. Muchas de las cuales dependen de las metas de salud y creencias éticas. Los veganos van un poco más allá en mantenerse firmes frente a los productos hechos de animales, como el cuero, la lana, el maquillaje, las cremas y cualquier otro producto de consumo con el que se hayan realizado pruebas con animales para garantizar que sean seguros para el uso humano. Muchas de estas controversias terminan en plataformas sociales cuando ves a alguna celebridad luciendo pieles reales.

RAZONES POR LAS QUE LAS PERSONAS ADOPTAN EL CONCEPTO VEGANO.

Salud y bienestar.

Hay cosas buenas y malas en todo. Muchas personas creen que eliminar la carne de su dieta les ayudará a perder peso y estar saludables. Esa es la teoría lógica pero no es así como funciona. Lo que importa es la cantidad de comida que estás comiendo y que elecciones estás haciendo, ¿Estás comiendo hamburguesas fritas y pollo empanizado o estás eligiendo el salmón escalfado y el pollo a la barbacoa con moderación?

Hay maneras poco saludables de preparar y servir la carne y los productos animales de la misma manera que las plantas. Si vas a comer una dieta poco saludable y eliges tomar decisiones vegetarianas saludables, muchas verduras al vapor, legumbres y carbohidratos de grano entero con moderación, perderás peso.

Pero hay comedores de plantas obesos porque eligen comer poco saludable en general y en exceso.

Lo que estoy diciendo es que necesita entender que no es la carne la que lo hace poco saludable, es como la está comiendo, como la está preparando y cuanto de ella va a comer, eso lo hace.

En ese sentido, los nutricionistas informan en el **JournalofAgriculturalFoodChemistry** que muchos veganos carecen de vitamina B12. Algunas personas tienen dificultades para absorber la versión de esta vitamina basada en plantas por una variedad de razones. A menudo, tomar un suplemento revierte el problema.

Creencias éticas y morales.

Los activistas por los derechos de los animales son los primeros en saltar al vagón que condena a las personas que eligen comer carne y subproductos animales. La creencia principal es que matar animales es incorrecto y no es esencial para la supervivencia. Las personas que son activistas por los derechos de los animales creen firmemente en el derecho de los animales a vivir y no ser sacrificados para convertirse en comida.

La crueldad en la que se procesa a los animales convierte a muchas personas al veganismo. Estos animales a menudo están llenos de hormonas de crecimiento y medicamentos para ayudarlos a producir más, crecer más rápido y no enfermarse. Para los verdaderos veganos no se trata sólo de los derechos de los animales, es una opción de estilo de vida, una forma de vida que busca medidas alternativas de alimentación, evadir todas y cada una 'relacionadas con los animales'.

Al comprender los diferentes tipos de vegetarianos abrirá tu mente a la oportunidad y podrás encontrar la que más te convenga. Algunas personas simplemente no pueden ir a todo o nada, y eso está perfectamente bien. La idea es descubrir las razones por las que te gustaría volverte vegetariano en primer lugar y después averiguar que funciona mejor para ti.

Este proceso no es absoluto y necesitará acordarse de esto. Expertos de la Asociación Americana de Nutrición (ANA por sus siglas en inglés) afirman que las personas que establecen solidas expectativas cuando intentan crear hábitos alimenticios saludables tienen más probabilidades de fracasar porque no han aceptado expectativas razonables

Esto solo significa que es importante siempre mantener una mente abierta y establecer sus metas, pero también mantener su mente abierta a los ajustes en los que trabajarás mientras trabajas en tus metas. Dos pasos adelante, uno atrás, así es como funciona. Cuando esperas esto, aumentas tus posibilidades de éxito. Solo un poco de algo para pensar.

Los siguientes son los beneficios para la salud en la alimentación vegana.

Capítulo 3 – Beneficios en la salud y elecciones de comida.

Estudios revelan que cuando los veganos siguen una dieta basada en plantas, equilibrada, baja en grasas, rica en fibra, naturalmente bajan los riesgos de obesidad, enfermedades del corazón, presión alta y varios tipos de cáncer.

En general, comer vegano es bajo en grasas y calorías porque los alimentos saludables asociados son frutas y vegetales, en comparación con la carne con mayor contenido de grasa, los productos lácteos, los panes y cereales.

Grasa asociada a los animales – Saturada.
Grasa asociada a las plantas – No saturada.

Beneficios a la salud.

Perder peso, aumentar energía, disuadir enfermedades, reducir la presión alta y colesterol son solo algunas de las razones por las que las personas se emocionan y se vuelven veganas. Veamos de cerca los beneficios para la salud.

Corazón: Demasiada grasa saturada que se

encuentra en los productos de origen animal está relacionada al colesterol alto, presión alta y en última instancia, enfermedades cardiacas. De acuerdo con expertos, las enfermedades cardiacas son la principal causa de muerte entre las mujeres, que puede disminuirse significativamente con un estilo de vida vegano.

Los estudios demuestran que incluso una pequeña reducción en esta mala ingesta de grasas mejorará la salud del corazón.

Cáncer: La Sociedad Canadiense de Cáncer establece que el consumo de carnes rojas y carnes procesadas eleva el riesgo de desarrollar cáncer. Numerosas investigaciones conectan la carne alta en grasas con cáncer de hígado, próstata, mama y de páncreas. Adoptar una dieta vegana ayuda a reducir el riesgo.

Perder peso: La carne tiene muchas más calorías y grasas que las opciones de alimentos vegetales. Lo que significa que es más probable que se desarrolle sobrepeso si se comen alimentos altos en grasas como la carne o productos cárnicos.

Nutricionistas señalan que numerosos estudios muestran que las personas que comen carne como un alimento básico en su dieta tienen diez veces más probabilidades de tener sobrepeso que los veganos. A esto se le añade el hecho de que los consumidores de carne también muestran tendencia de ganar más peso a medida que pasan los años.

En otras palabras, es seguro decir que optando por una dieta vegana saludable ayudará a perder peso de por vida.

Mental plus: Tu forma de pensar y sentir es súper importante para la salud y el bienestar. Si tu mente está abarrotada y no es saludable porque estás comiendo mucha comida, tu perspectiva en la vida no va a ser positiva.

PsycologyToday menciona que un pensamiento positivo no se trata solo de hacer lo que te hace feliz, sino que también está directamente relacionado con la comida que comes y el estilo de vida que vives. Cuando comes una hamburguesa y papas fritas te sentirás genial por unos minutos porque, después de todo, es simple energía proveniente del azúcar, pero no tardará mucho en bajar y hacerte sentir como basura. Tus azúcares caerán y tu energía también haciéndote sentir letárgico y horrible.

Elegir una dieta saludable baja en grasa ayudará a aumentar su energía y cambiar su energía a positiva. Esto se reflejará positivamente en cómo se comporta, sus relaciones en el trabajo y con su familia, con amigos, los riesgos positivos en su vida que tome y la dirección saludable e inteligente en la que conduce su vida.

Energía: Este es uno de los beneficios inmediatos de escoger ir por el camino vegano. Alimentar su cuerpo y mente con energía pura, sin procesar, completamente natural elevará sus niveles de energía directamente al cielo. Proporcionará a sus sistemas internos una energía que perdura, nivelando los niveles de azúcar en la sangre y eliminando esos cambios de ánimo des-energizantes que la mayoría de nosotros sufrimos en algún momento del día. Una fuente constante de energía de calidad equivaldrá a sentirse como un millón de dólares desde el momento en que te levantas hasta que tu cabeza toca la almohada.

Alimentos básicos para la alimentación vegana.

- **Frutas y vegetales.** Puede comer tanto como usted desee, solo recuerde que la variedad es clave y siempre busque nuevas combinaciones.
  Tamaño de porción: 1 Taza de fruta o verdura fresca, ¼ taza seca 10-12 porciones por día.
- **Panes y cereales:** Pan integral, arroz, pasta y galletas, junto con avena instantánea. Debe asegurarse de que está obteniendo granos enteros porque esto significa que hay poco o ningún proceso donde se eliminen los nutrientes. La avena instantánea es refinada y no es la mejor opción ¡Pero es mejor que el pan blanco!
  Tamaño de porción: 1 rebanada de pan, ¾ de cereal cocido, ¾ de arroz o pasta, 5-6 galletas. 6-8 porciones

por día.
- **Productos sin soya y lácteos.** Esto incluye cosas como la leche de soya, la leche de almendras, arroz y coco. Agregue a eso yogur de soya y queso crema sin queso, queso (soya), margarina y queso cottage. También hay un sustituto de huevo orgánico llamado Emerg-G EggReplacer. Busca productos orgánicos que sean todos naturales. Cada día se introducen más y más alimentos veganos. Mantén el tamaño adecuado de la porción y elige bajo en grasa cuando puedas.

  Tamaño de porción: 1 sustituto de huevo vegano, queso de soya de 2x2 pulgadas, 1cda. Margarina, 1 taza de leche de almendras, ¾ de yogurt de soya, ½ taza de helado de soya. 2-3 porciones por día.
- **Semillas, nueces y legumbres:** Comer una buena variedad es importante. Cacahuates, nueces, almendras, anacardos, semillas de sésamo, semillas de lino, garbanzos,

semillas de girasol, lentejas, guisantes y habas de soya son ejemplos saludables.

Tamaño de porción: 6-8 almendras, ¼ de semillas de girasol, 1/3 de nueces mixtas, ¾ taza de frijoles, ¾ taza de guisantes. 2-3 porciones por día.

Con una dieta vegana, la dieta es baja en grasas saturadas, alta en fibra y tiene muchos carbohidratos complejos saludables de frutas y verduras frescas ¡La comida vegetariana es beneficiosa para la buena salud si eliges entender cómo comerla correctamente!

Bebidas.

Cuando se trata de mantener tu cuerpo hidratado, la mejor fuente es el agua. Los expertos recomiendan 6-8 vas de agua cada día para empezar. Creo que eso es un poco bajo, especialmente si hace ejercicio diario, lo cual, por supuesto, sé que sí.

Todos sus sistemas internos, incluida la función cerebral, dependen de las reservas de agua adecuadas. Si está deshidratado, se sentirá cansado y desgastado, su piel se sentirá rasposa. Con una deshidratación severa, sus órganos se cerrarán, eventualmente caerá en coma y luego la muerte ¡Así que bebe!

Las sopas y tés claros que son aptos para vegetarianos también son excelentes opciones para asegurarte de que tienes mucha energía líquida en tu cuerpo desde la mañana hasta la noche. Y cuando se trata de bebidas alcohólicas, realmente no ayudan. El alcohol lo deshidrata, a menudo se carga azúcares simples y muchas calorías. Si va a tomar una bebida en alguna ocasión, consuma cerveza ligera o una bebida combinada con una bebida dietética, como centeno y coca cola, o vodka y ginger-ale ¡Las bebidas mezcladas de lujo son una pesadilla!

Otro no-no son los zumos de frutas. Están llenas de azúcar y calorías, las cuales no te ayudarán a perder peso ni a estar saludable.

Nota: Si está buscando perder peso, es muy importante que se límite a los tamaños de porción. Para la mayoría de las personas, se trata de volver a entrenar a su cerebro para esperar menos de estas enormes porciones de restaurantes, a menudo 3 a 4 veces la cantidad que su cuerpo realmente necesita.

Si comió y aún tiene hambre, no tenga miedo de comer una porción de verduras o una fruta fresca. La inanición no es saludable y no lo llevará a sus metas de pérdida de peso. Los expertos en nutrición de Weightlossresources.co.uk informan que cuando te hundes en un modo de 'inanición', tu cuerpo lucha intrínsecamente contra la inanición convirtiéndose en súper-eficiente al usar la menor cantidad de energía posible y ahorrar tanto como puede. Esto está destinado a proteger sus reservas de grasa en lugar de quemarlas, reduciendo considerablemente su metabolismo. Piense en ello como si fuera a bajar el calefactor tanto como pueda para ahorrar dinero.

La mayoría de las personas quieren hacer lo contrario y acelerar su metabolismo para eliminar grasa, lo que significa que cuanto más pueda confiar su cuerpo en la alimentación, mejor será su consumo. Come tus bocadillos y comidas saludables, tu cuerpo te recompensará.

Capítulo 4 – Mitos de la dieta vegetariana.

¡Siempre hay alguien ahí para arruinar la fiesta! La dieta vegetariana tiene una buena cantidad de mentiras que vamos a desacreditar de una vez por todas. Es hora de llegar a los hechos sobre la dieta vegetariana.

Mito 1. – No hay proteínas en los vegetales.

Justo eso es un montón de tonterías. Casi todos los alimentos naturales tienen un poco de proteína. Donde surge la confusión es que, en general, las fuentes de origen animal tienen más proteínas que las plantas. Además de eso, la mayoría de las fuentes de plantas tienen proteínas incompletas. Así que tienes que comerlos en combinación para proporcionar a tu cuerpo toda la proteína que necesita para mantenerse fuerte.

¡Elegir cada día comer una gran variedad de nueces, semillas, legumbres y productos de leche de soya le dará toda la proteína que necesita para estar saludable!

Mito 2. -Olvídate del gimnasio si estás en una dieta vegetariana.

El jugador de béisbol Hank Aarons y la sensación del tenis Venus Williams son vegetarianos, no creo que debas preocuparte por que este estilo de alimentación interfiera con tu rutina del gimnasio. La verdad es que obtener suficiente proteína para desarrollar músculo magro cuando entrenas es un poco más difícil cuando no comes carne, pero no es imposible. Solo necesita una buena comprensión de la alimentación vegetariana y asegurarse de que le está dando a su cuerpo todos los 20 aminoácidos que necesita para que la proteína completa se use para obtener energía.

¡Mito desacreditado!

Mito 3. – Comer vegetariano garantiza que perderás peso.

Si elige comer solo fuentes vegetales, pero también continúa consumiendo alimentos procesados con alto contenido de grasa, no perderá peso. No solo es importante lo que comes, sino como lo preparas y en que cantidades. Ya sea que solo esté comiendo ensaladas o carne de res, ambos pueden ayudarlo a perder peso o ganarlo.

Mito 4. – La comida vegetariana es costosa.

Si usted es un comprador inteligente, puede ahorrar dinero eliminando las carnes. Si, los productos frescos pueden ser costosos, especialmente cuando se come mucho, pero siempre puede optar por reducir su costo comprando el estante reducido u optar por congelar.

Mito 5. – Comer vegetariano es todo o nada.

¡No es verdad! Cualquier cosa es mejor que nada cuando elige mejorar su salud y bienestar. La nueva tendencia es donde las personas son vegetarianas, pero eligen comer carne varias veces al año. Recuerda que estamos tratando de hacer una transición fácil aquí. Así que por ahora no hay absolutos con la comida vegetariana ¡Elija lo que funcione para usted y abra su mente para probar nuevas tácticas hasta que descubra lo que más le convenga!

Abre tu mente para dejar ir la carne. Pero no te castigues por tener un trozo de carne cada rara vez, de lo contrario te sentirás privado y volverás a la misma dieta de carne.

Mito 6. – Vas a estar débil y hambriento comiendo vegetariano.

No estoy segura de donde comenzó, pero ciertamente no era un vegetariano que sabía lo que estaba haciendo. La alimentación vegetariana proporcionará abundantes vitaminas, minerales y energías si lo haces bien. Sí, si está tratando de perder peso, esencialmente muriéndose de hambre, comiendo vegetariano, entonces estará débil, cansado y siempre con hambre. Pero si crea un plan de alimentación razonable con alimentos de origen vegetal y proporciona calorías adecuadas para su cuerpo, entonces no tiene nada de qué preocuparse.

Mito 7. – Comer vegetariano es aburrido.

¡En serio, necesitas que te pateen el trasero si piensas esto! Con la comida vegetariana, puedes cargar tu plato con frutas y verduras frescas coloridas y sabrosas ¡Lanzar algunas nueces, semillas de girasol y ralladura de limón en tu ensalada de lentejas es emocionante! Hay miles de maneras de hacer que su comida vegana sea aventurera si lo desea.

Asegurarse de que está tratando con los hechos solo ayudará a tomar mejores decisiones para usted. Si algo no tiene sentido para ti con una comida vegana, asegúrate de descubrir la verdad. Pregúntele a su médico de confianza, capacitador o haga su propia investigación para profundidad en la verdad ¡Perder peso es lo suficiente difícil cuando tienes los hechos!

Capítulo 5 – Consejos veganos y súper-alimentos.

El cambio es difícil, no importa de qué manera lo pongas. La creación de un nuevo hábito lleva hasta 6 meses de repetición, de acuerdo con los expertos de WebMD. Lo que estás buscando hacer es comprometerte a probar algo nuevo, como la comida vegana. Luego debes hacer un esfuerzo consciente para repetir estas nuevas acciones diariamente hasta que finalmente se conviertan en hábito y no tengas que pensar en ellas.

Aquí algunos consejos para ayudarlo a hacer que el cambio a una alimentación vegana sea lo más suave posible.

Comprometerse con la idea.

A menos que quieras seriamente ser vegano, deberías parar antes de que pierdas el tiempo. Ambos sabemos que hacer cambios es difícil y, a menos que se comprometa con el cambio, será de corta duración o no ocurrirá en absoluto. Hazlo por ti mismo y no por ninguna otra razón. Si vas a ser vegano para tratar de impresionar a un chico, para hacer feliz a tu pareja, o porque todos tus amigos lo están haciendo, es mejor que pienses de nuevo.

Comprométete a llevarlo a cabo. Es posible que la comida vegana no sea lo adecuado para ti, pero tienes que intentarlo seriamente para descubrirlo.

Abre tu mente.

Una mente abierta hermosa. Puedes probar algo y fallar y eso está bien. Pero si no abres tu mente para probar algo nuevo, como comer a base de plantas, nunca sabrás lo que podría haber sido. Elige pensar positivamente porque en última instancia, tu creencia se convierte en tu realidad. Si realmente crees que te encantará la comida vegana, es probable que lo logres.

Prepárate a tiempo

Si va a cocinar, es importante que tedes un poco de tiempo adicional para elaborar la comida. Aún no es una rutina, por lo que tendrás que encontrar algunos minutos adicionales para preparar tus comidas. El diseño de sus comidas puede tomar un poco más de tiempo porque tienes que ser un poco más creativo para obtener proteínas completas.

Comprar los básicos.

Asegúrate de llegar al mercado para llenar tu refrigerador y alacenas con todo lo que necesitarás para comer vegano. Los productos frescos se necesitarán comprar por lo menos una vez a la semana; pero el arroz, los frijoles, los cereales y la pasta se pueden almacenar por mucho más tiempo.

Antes de comenzar, asegúrese de tener todo lo que necesita para comer un estilo vegano saludable.

Mantente alejado de la comida rápida.

Si vas a sacar la pereza y comprar un montón de pizza, burritos y cenas congeladas sin carne, también puedes colgar el sombrero vegano desde antes de comenzar. Comer sano sea vegano o no requiere esfuerzo. Fresco siempre es mejor que congelado y la creatividad, la clave para hacer que tu estómago y gusto canten de alegría.

No intentes ocultar el hecho de que eres vegano cuando estás fuera. Si vas a salir con amigos a comer, no tengas miedo de pedirle al personal opciones veganas saludables. Y no estoy hablando de nachos sin queso o burritos de frijoles frutos. También podrías unirte a la multitud y comer papas fritas y alitas de poco. La mayoría de los restaurantes harán lo que pidas, pide y se te dará.

Esté preparado antes de salir.

Asegúrate que has preparado muchos bocadillos sin carne para comenzar antes de salir por la puerta. Cortar y picar las verduras para bocadillos fáciles que tengan mucha fruta fresca y barras de granola con bajo contenido de azúcar y bajo en grasa. Estos son los excelentes bocadillos para poner en tu bolsa cuando estás a punto de salir por la puerta.

Entiende que esto es todo o nada.

Todo el mundo se equivoca de vez en cuando, no importa quien seas. Si te vas con tus amigos y accidentalmente comes un pedazo de carne ¡Déjalo! Realmente no es un gran problema en el panorama general. Piense en ello como una curva de aprendizaje que le ayudará a tomar mejores decisiones en el futuro. Además, la 'carne' de la pizza probablemente ni sea carne real. Aún peor, supongo -jajaja.

Guárdatelo para ti mismo.

Es genial que estés buscando un estilo de vida positivo, pero eso no significa que sea algo con lo que todos los demás van a estar de acuerdo o incluso verlo positivamente. Eso es solo la vida. Así que no intentes expresar tus opiniones sobre otras personas, dar conferencias o hacer que las personas se sientan mal por sus decisiones solo porque no concuerdan con las tuyas. Mantén una actitud positiva, pero mantén tus pensamientos para ti a menos que alguien esté seriamente interesado en aprender sobre el veganismo.

Un paso a la vez.

Estoy seguro de que estás familiarizado con el promedio:'Joe decide comenzar a entrenar'. Un día simplemente se levanta del sofá y se compromete a salir dos horas diarias al gimnasio.
¡DEMASIADO MUY PRONTO!
Las posibilidades son buenas de que, aunque en teoría fue algo bueno, pero la practicidad simplemente no funciona. Facilitarte en las cosas normalmente aumente tus posibilidades de éxito. No hay nada de malo en eliminar la carne lentamente de su dieta un día a la vez.

Establece tus metas y apégate a ellas.

Usted lo conoce y es importante establecer metas alcanzables para usted mismo. Si se está convirtiendo al veganismo, es posible que desee darse un objetivo de dos semanas para eliminar su rutina de comida rápida, y otras dos para deshacerse de la carne por completo. Hagas lo que hagas, ¡Hazlo razonable y positivo para ti!

No seas un vegano no saludable.

Es muy fácil tener las intenciones correctas para cambiar su alimentación y simplemente hacer malas elecciones de alimentos. Tengo amigos que son ejemplos clásicos. Inicialmente cambiaron su alimentación para tratar de perder peso solo para caer en un estilo de comer sin carne. Panes y cereales altos en grasa, papas fritas, galletas y pasteles estaban en el menú. Se ven y se sienten mal por lo que ven.

Ya sea que elijas comer carne o no, es asunto tuyo. Simplemente has el compromiso de optar por una alimentación saludable en general y su cuerpo se lo agradecerá. Comprométete a aprender todo lo que puedas sobre la alimentación vegana. Cuanto más puedas meter en tu cerebro sobre comer sano, mejor. La información es conocimiento y el conocimiento es poder. Al encontrar tiempo para investigar tu estilo de alimentación elegido, solo descubrirás medidas para ayudarlo a mejorar con cambios positivos. Su salud es importante, así que tómese el tiempo de checarla regularmente.

Los comedores de comida chatarra necesitarán comer MUCHO más.

Si regularmente comes, incluso en moderadas cantidades, alimentos grasos poco saludables es muy probable que descubras que tienes que comer una gran cantidad de alimentos veganos saludables para evitar que tu estómago pida más.

Esto tiene sentido porque los alimentos veganos a base de plantas típicos tienen menos calorías y grasa, y esto significa que la energía se desplazará a través de su sistema más rápido que los alimentos grasos que está acostumbrado a comer.

Por ejemplo:
- Hamburguesa (sin queso ni condimentos) y papas fritas pequeñas = 500 calorías- 20 gramos de grasa.
- 2 tazas de brócoli, jengibre, aguacate y cacahuate salteado = 250

calorías- 5 gramos de grasa.

En el ejemplo anterior se muestra la cantidad de alimentos que obtiene por menos calorías y grasa. Una agradable sorpresa cuando uno se compromete a hacer un hábito saludable de comer vegano.

Tener un plan y la información que necesita para comprender todos los aspectos de la dieta vegana es fundamental para el éxito a largo plazo. Use estos indicadores para ayudarlo a abrir su mente y prepararse para el éxito. Y te desafío a seguir buscando más.

Súper-comidas.

¡Grandes noticias! Hay algunos excelente súper alimentos en la alimentación vegana que necesitas conocer. Alimentos sencillos ayudarán a tu cuerpo a funcionar cuando lo necesites. Algunos de estos te serán familiares y estoy segura de que habrá algunos que serán nuevos para ti.

Aguacate. - Las verdaderas grasas animales saturadas a menudo obstruyen las arterias, lo que puede provocar un accidente cerebrovascular o una enfermedad cardíaca. Investigaciones muestran que la grasa en los vegetales es fundamental para gozar de buena salud. Los aguacates ayudan a mantener tu piel y cabello hermosos, también reducen el riesgo de enfermedades cardiovasculares. Obtendrá beneficios adicionales de potasio, folato y vitamina E y K.

El aguacate es excelente en ensaladas, salteados, sándwiches o galletas, como un aderezo. Para casi cualquier cosa.

¼ de Aguacate es la porción recomendada.

Nueces. - Las nueces están cargadas con ácidos grasos, omega -3 esencial, zinc, hierro y proteínas, por nombrar algunos de ellos. Los expertos recomiendan de 2-3 porciones de omegas cada semana para alcanzar una salud óptima. Mezcle unos en su alteado, ensalada, yogur o simplemente cómalos en una mezcla de frutos secos y nueces.

Quinoa. - La quinoa es una gema de proteína oculta para los vegetarianos. Es la única fuente vegetal de proteína completa y sabe muy bien en *wraps* y ensaladas, hasta sopas e incluso en papas. Este es un grano de carbohidratos complejos que desea en el menú.

Harina de avena. - ¡Peta.org dice que la harina de avena puede reducir su colesterol hasta un 20%! La avena es una fuente fabulosa de carbohidratos saludables y proteínas vegetales. Condiméntelo agregando pasas, nueces, almendras o frutas secas.

Bayas de Goji. – Ecorazzi.com dice que las bayas, también conocidas como wolfberry son un ganador nutricional. Están cargadas con antioxidantes que ayudan a combatir las enfermedades y algunos estudios sugieren que ayudan a combatir el Alzheimer. Agregue a eso que las bayas de Goji tienen 18 aminoácidos, 8 de los cuales son esenciales y más de veinte oligoelementos de vitaminas y minerales. Pareces pasas grandes y se pueden comer solas, en ensaladas y salteados, o incluso en una mezcla de nueces.

Lentejas. –No tendrás que preocuparte por la falta de fibra si comes muchas lentejas. También le brindan a su cuerpo vitaminas saludables de folato, fibra, magnesio y B. Las lentejas son versátiles y se pueden usar como guarnición, agregadas a las sopas o al estofado, e incluso a envolturas o salteados.

Bayas. – Carga antioxidantes protectores con bayas. Los arándanos, las frambuesas, las fresas, moras y las bayas de saúco son brillantes y saludables, para comer todos los días. Parte de la composición de estas bayas es el folato, el magnesio, el potasio y la vitamina K y A. Las bayas y el yogur o bayas y avena son ideas fabulosas.

Batata. - Llenas de minerales y vitaminas, ricos en vitamina B6, C, D, hierro y potasio. Las investigaciones demuestran que las batatas son excelentes para la salud de los huesos, el corazón y los músculos. Los nutricionistas informan que casi el 80% de la población es deficiente en magnesio, y las batatas tienen montones.

Tomate. - ¿Es una fruta o un vegetal? Técnicamente es una fruta.

Los tomates están cargados con licopeno, un poderoso antioxidante que combate los radicales libres que intentan llenar tu cuerpo con enfermedades. Investigaciones muestran que al aumentar el licopeno se puede reducir el riesgo de numerosos cánceres. Los tomates son versátiles y van casi con cualquier cosa. Puedes tenerlos en tu ensalada o hornearlos en una lasaña. Saben muy bien a la parrilla y espolvoreados con queso, o solo por su cuenta.

Soya. – El Instituto Nacional de Cáncer dice que la soya está vinculada a reducir el riesgo de cáncer y disuadir las enfermedades del corazón. El tofu es un producto popular de soya. Se carga con zinc y proteínas, a menudo se usa como sustituto de carne en recetas debido a su textura. Puedes usar el tofu prácticamente en cualquier lugar donde uses carne.

Granada. - No voy a mentir, estos son difíciles de conseguir, pero valen la pena debido a todo el ácido elágico y el alagin púnico que contienen para combatir enfermedades y mantener una piel sana. Te contaré un pequeño secreto, si miras con suficiente atención tu abarrotero puede tener semillas a la venta ¡Y listas para comer! Las semillas de granada están llenas de sabor y se pueden disfrutar solas, en yogur de soya o con granola, en batidos o solo en una taza de fruta ¡Cárgalos y a disfrutar!

Kiwi. - El kiwi es una de esas frutas que a menudo se pasa por alto. Es una fruta ligeramente ácida que tiene una gran cantidad de vitamina C, fibra, potasio y vitaminas A y E. Los expertos en nutrición de Shape dicen que el kiwi es una de las frutas con mayor densidad nutricional. Cómalos solos o agréguelos a su taza de frutas, yogur de soja o ensalada.

Chía y semillas de lino. - Estas semillas son ricas en ácidos grasos omega, que ayudan a promover una actividad cerebral saludable y una fuerte inmunidad. También tiene proteínas, biotina, calcio, fibra y potasio. Muélelos y agrégalos a su horneado, espolvoréelos en su harina de avena o agréguelos a su licuado de la mañana.

Conocer algunos de los mejores alimentos para comer al tener una dieta vegana te ayudará a aprovechar al máximo cada bocado. Contrariamente a lo que mucha

gente cree, la dieta vegana no solo se trata de zanahoria y apio. Hay una variedad amplia de comidas sabrosas y satisfactorias para elegir que es abrumadora. Use esta información como base para explorar y disfrutar lo que la comía vegana tiene para ofrecer.
¡Es hora de que lo apliquemos!

Capítulo 6 – 5 días de dieta simple.

Este es un libro introductorio, así que vamos a utilizar alimentación vegana básica de muestra. Esto significa que los únicos alimentos que no vas a encontrar es carne y productos de origen animal.

Lo primero que debe hacer antes de considerar la creación de su dieta es averiguar cuántas calorías necesita y cuáles son sus objetivos. Para la mayoría de las personas, uno de sus objetivos con este cambio de estilo de vida es perder peso, por lo que lo tendremos en cuenta.

Calculando calorías.

En línea existen muchos contadores de calorías diferentes que puedes usar gratuitamente para calcular cuántas calorías necesitas para mantener tu peso. Desde allí, puedes ajustar tu ingesta de calorías si deseas perder peso, entendiendo que hay aproximadamente 3,500 calorías en una libra. Los expertos coinciden en que la pérdida de peso a largo plazo más exitosa incorpora una alimentación más saludable con ejercicio regular para aumentar la cantidad de calorías que su cuerpo quema cada día. El ejercicio aumentará el ritmo de tu metabolismo para ayudarte a quemar más energía incluso cuando estés descansando. En pocas palabras, estos contadores tomarán tu edad, altura, peso y sexo, incorporarán su nivel de actividad para calcular su IMC, que es la cantidad de calorías que su cuerpo necesita para mantenerse en el mismo peso.

Los dietistas de América recomiendan aproximadamente 2,200 calorías por día para la mujer promedio. Así que para mantener nuestro plan de dieta simple esta es la cifra que vamos a utilizar con nuestro plan de dieta.

Los nutricionistas del Día de la Mujer sugieren comer de 5-6 veces al día para ayudar a mantener su cuerpo energizado, el nivel de azúcar en la sangre y para estimular el control óptimo de quema de calorías y las ansias de comer. Morir de hambre entre comidas ¡No funciona!

Este plan constará de 3 comidas saludables

sin carne y dos bocadillos por día para comenzar. Es posible que, por alguna razón no sea suficiente para usted, por lo que puede ajustarse en consecuencia.

Desayuno del día 1:

Batido verde energizante.
- 1 taza de leche de almendras.
- 2 tazas de espinacas frescas.
- 1 plátano.
- 1 taza de bayas frescas.
- 1 cucharada de proteína en polvo (opcional)
- Hielo.

Simplemente mezcle todos los ingredientes en la licuadora para disfrutar de un desayuno rico en proteínas con vitaminas y minerales esenciales que su cuerpo necesita. Ajuste el grosor agregando más hielo o disminuyendo la cantidad de leche.

Nota: Puedes usar ½ taza de yogur de soya si quieres hacerlo más cremoso.

Calorías aproximadas: 475 calorías.

Almuerzo del día 1:

Wrap de ensalada de garbanzos.
- 1 tortilla integral.
- 1 taza de puré de garbanzos con 1 cucharada de mayonesa light (sin lácteos), especias, sal y pimienta al gusto.
- Lechuga, tomate, pepino.
- ¼ de taza de queso sin lácteos.
- 1 taza de verduras crudas mezcladas.
- Manzana o pera.

Un *wrap* de ensalada de garbanzos de grano entero es simple y sabrosa. Simplemente agregue cualquier verdura que le guste para darle un toque especial ¡Hay mucha fibra en la comida, así que asegúrate de beber mucha agua!

Calorías aproximadas: 550 calorías.

Cena del día 1:

Veggie Chilli súper fácil.

(Simplemente mete todo en la olla eléctrica a temperatura media durante 2-3 horas).
- ¼ de taza de cebollas picadas.
- ¼ de taza de zanahorias picadas.

- 1 diente de ajo picado.
- ¼ de pimiento verde.
- ¼ de taza apio picado.
- ½ cucharada de chile en polvo.
- 1 lata de tomate picado.
- 1 lata de frijoles.
- 1 lata de garbanzos.
- 1 taza de maíz.
- 1 taza de guisantes.
- Hierbas al gusto (comino, perejil, albahaca).
- ½ taza de queso rallado no lácteo (espolvorear antes de servir).
- 1 taza de fruta fresca.

Esta cena es súper fácil que puedes tener lista desde que entras por la puerta y es increíble para las sobras ¡Rellene una tortilla con un poco de queso rallado no lácteo para el almuerzo!

Calorías aproximadas: 600 calorías.

Bocadillo 1
- Mezcla de nueces (3/4 taza de nueces, ¼ taza de pasas, ¼ de taza de semillas de girasol).

Calorías aproximadas: 250 calorías.

Bocadillo 2

- 1 taza de yogur de soya sin grasa.
- 1 taza de bayas frescas.

Calorías aproximadas: 200 calorías.

Desayuno del día 2:

Semillas de girasol en avena.
- 1 taza de **avena en polvo.**
- 1 taza de leche de almendra o arroz baja en grasa.
- ¼ semillas de girasol.
- ¼ taza de pasas.
- 1 taza de fruta fresca.

Las semillas de girasol agregan un cierre a la harina de avena y los granos enteros aportan energía a largo plazo ¡A disfrutar!
Calorías aproximadas: 450 calorías.

Almuerzo del día 2:

Ensalada de espinaca cítrica con aguacate.
- 2 tazas de espinacas frescas.
- 1 taza de manzana en rodajas.
- 1 taza de pepino cortado en cubitos.
- ¼ taza de almendras en rodajas.
- ¼ taza de semillas de girasol.
- ¼ taza de aguacate cortado en cubitos.
- ½ taza de pasas.

- 2 cucharadas de aderezo bajo en grasa.

Este es un almuerzo simple pero satisfactorio. Un montón de hierro energizante en los ingredientes verdes, buena grasa del aguacate y las almendras, las pasas y semillas de girasol lo hacen dulce y crujiente.

Calorías aproximadas: 600 calorías.

Cena del día 2:

Pizza de vegetales a la parrilla.
- 1 pita grande.
- ½ taza de aguacate picado.
- 1 taza de espinacas picadas.
- 1 tomate en rodajas.
- ½ taza de queso no lácteo.
- ¼ de taza de cebolletas picadas.
- 1 cucharada de aceite de oliva.
- 1 taza de sopa de tomate enlatada con leche de almendra o coco.

¡Solo cubra la parrilla con aceite de oliva o ase en el horno!

Calorías aproximadas: 550 calorías.

Bocadillo 1
- 2 tazas de palomitas de maíz.
- 1 taza de chocolate caliente hecho

con leche de almendras.

Calorías aproximadas: 275 calorías.

Bocadillo 2

Batido de plátano con mantequilla de maní.

- 1 plátano maduro.
- ¾ taza de leche de coco baja en grasa.
- 2 cucharadas de mantequilla de maní.
- ¼ taza de yogur de soya.

Calorías aproximadas: 350 calorías.

Desayuno del día 3:

Tostadas de mantequilla de maní y plátano.

- 2 rebanadas de pan integral
- ½ taza de plátano en rodajas.
- 2 cucharadas de mantequilla de maní natural.

Un desayuno repleto de proteínas para comenzar con el pie derecho. El plátano agrega un poco de sabor extra a la típica mantequilla de maní y pan.

Calorías aproximadas: 400 calorías.

Almuerzo del día 3:

Ensalada de verduras con cuscús y frijoles.
- 1 taza de cuscús preparado con una mezcla de sopa de verduras orgánica para darle sabor.
- 1 taza de brócoli al vapor y picado.
- ½ zanahorias picadas.
- ½ garbanzos.
- ½ de frijoles rojos.
- ½ taza de maíz.
- 1 rebanada de pan integral con 1 cucharada de mantequilla de maní.

Calorías aproximadas: 500 calorías.

Cena del día 3:

Esparrago con batata.
- 1 batata grande (horneada, cortada por la mitad a lo largo)
- ½ taza de espárragos en rodajas.
- ½ taza de pimiento rojo en rodajas finas.
- ½ de champiñones en rodajas finas.
- 1 taza de queso rallado no lácteo.
- 2 tazas de ensalada de jardín con 2 cucharadas de aderezo bajo en grasa.

Extienda los vegetales sobre las batatas, espolvoréelos con el queso y ase a fuego lento hasta que estén dorados (6-8 minutos)

Calorías aproximadas: 600 calorías.

Bocadillo 1
- 1 taza de galletas saladas.
- Manzana.

Calorías aproximadas: 200 calorías.

Bocadillo 2
- 6-8 galletas integrales.
- 2 cucharadas de queso crema sin lácteos y sin grasa.
- Un puñado de almendras pequeñas.

Calorías aproximadas: 250 calorías.

Desayuno del día 4:

Cereal favorito y leche de almendras.
- 1 taza de su cereal de grano entero favorito.
- 1 taza de leche de almendra o arroz.
- 1 taza de fruta fresca de su elección.

Hablamos de un desayuno sabroso y fácil para que se sienta lleno de energía durante el día ¡No tenga miedo de duplicar las bayas para aumentar los antioxidantes que te protegen de las enfermedades!

Calorías aproximadas: 500 calorías.

Almuerzo del día 4:

Ensalada de fideos con sésamo integral (servida fría o caliente).
- 1 cucharadita de aceite de sésamo.
- 1 cucharadita de jugo de limón.
- 1 cucharada de salsa de soja.
- 1 taza de guisantes al vapor.
- 1 taza de frijoles al vapor.
- 1/4 taza de pimiento verde en rodajas.
- 1/4 taza de semillas de girasol tostadas.
- 1/4 taza de semillas de sésamo tostadas.
- 1 taza de yogurt de soya bajo en grasa con 1/2 taza de arándanos.

Buena, fría o caliente, esta nutritiva ensalada de pasta de trigo integral está cargada con vitaminas y minerales esenciales que te llenarán a largo plazo.

Calorías aproximadas: 650 calorías.

Cena del día 4:

Lasaña de Zuchini.
- 1 paquete fresco listo para hornear fideos de lasaña.

- 1 taza de salsa de tomate.
- 1 taza de requesón no lácteo (o frijoles cocidos).
- 1 1/2 taza de champiñones rebanados.
- 2 tazas de calabacín en rodajas.
- 2 tazas de queso rallado no lácteo.
- Sartén de 8x8x2 pulgadas.
- 1 pequeño bollo secundario cortado por la mitad a lo largo y cepillado con margarina o sustituto de mantequilla no láctea (asar hasta que esté dorado).

Para la lasaña simplemente precaliente el horno a 400 grados centígrados. Coloque los fideos en el fondo de la sartén, rocíe con la salsa, esparza ½ de taza de requesón no lácteo, la mitad de los champiñones y el calabacín, 1 taza de queso de soya. Repita y hornee 30 minutos o hasta que el queso esté dorado.

Para 4 personas.

Calorías aproximadas: 650 calorías.

Bocadillo 1

- ½ pan integral tostado con 2 cucharadas de hummus.

- ½ taza de pasas.

Calorías aproximadas: 200 calorías.

Bocadillo 2
- 1 taza de zanahorias, apio y pepino.
- ¼ taza de aderezo cremoso no lácteo.

Calorías aproximadas: 300 calorías.

Desayuno del día 5:

Bollo de aguacate tostado.
- 2 bollos pequeños de grano entero.
- ½ aguacate en rodajas o en puré.
- Plátano.

Para el bollo de aguacate es mejor tostar el bollo primero y luego esparcir con el aguacate. Esto te da una buena dosis de grasa saludable para comenzar el día ¿Cómo puedes equivocarte si has puesto un plátano en tu desayuno ésta mañana?

Calorías aproximadas: 350 calorías.

Almuerzo del día 5:

Ensalada de quinoa con espinacas.
- 2 tazas de espinacas.
- 1 taza de quinoa.
- ¼ de taza de queso de soya.
- 1/4 taza de pimienta picada.

- 1/4 taza de pepino picado.
- 1/4 taza de tomates cherry.
- 1/4 taza de cebolla en rodajas finas.
- 1/4 taza de castañas de agua en rodajas.
- 2 cucharadas de aderezo bajo en grasa favorito.

Rápido y rico, es de lo que se trata esta ensalada de espinacas ¿Sabías que la quinoa es una de las únicas proteínas completas que está basada en plantas? Eso hace que este almuerzo esté perfectamente equilibrado.

Calorías aproximadas: 550 calorías.

Cena del día 5:

Espagueti con espinacas sorpresa.
- 3 tazas de espagueti cocinado.
- 1 taza de salsa de tomate.
- 1 taza de espinacas.
- 1/2 taza de cada una de las zanahorias, el apio, la pimienta, la berenjena, el brócoli, cocidos y en rodajas.
- 1 taza de salsa de manzana sin azúcar.

Esta es una sabrosa cena que está cargada

de carbohidratos energizantes con polvo residual. Caliente la salsa de manzana para darle un poco de dulzura extra.

Calorías aproximadas: 700 calorías

Bocadillo 1
- Granola integral completamente natural.

Calorías aproximadas: 250 calorías.

Bocadillo 2
- 1 tallo de apio.
- 2 cucharadas de mantequilla de maní totalmente natural.
- ¼ de tazas de pasas.

Calorías aproximadas: 250 calorías,

Nota: Es importante siempre tener algo en el estómago para mantener sus niveles de energía altos. Este es un proceso de prueba y error, si tiene mucha hambre simplemente agregue un bocadillo extra a sus días. No le llevará mucho a su sistema acostumbrarse a su nuevo estilo vegetariano para que pueda sintonizar sus necesidades diarias con un poco más de precisión.

Por ejemplo, si aumenta su rutina de ejercicios, deberá agregar al menos otro bocadillo para proporcionar la proteína esencial, un buen carbohidrato y una buena energía de grasa.

Este plan de menú debe darle una base sólida para comenzar. No tenga miedo de hacer ajustes para prepararse para el éxito. Solo tú conoces tu cuerpo y cómo procesa los alimentos. Si un alimento en particular no funciona, pruebe con otro. A través de la prueba y el error, comprenderá mejor su sistema y cómo hacerlo para obtener los resultados que desea.

Es hora de que confíes en ti mismo y ¡Ve a por ello!

Conclusión.

El *Vegetarian Times* dice que más de siete millones de personas en el mundo siguen una alimentación vegetariana, y el número de veganos está aumentando dramáticamente. Para tener éxito, necesitas abrir tu mente al cambio que quieres que suceda. Este libro te proporciona la información necesaria para comprender la dieta vegana. Tenga en cuenta que, si el veganismo completo no funciona para usted, siempre estará la opción de comer vegetariano, que es un poco más laxa. Algunas formas de alimentación vegetariana permiten que las personas coman productos animales como huevos, yogur, queso y leche, lo cual no está permitido en la alimentación estrictamente vegana. Alimentos que algunas personas simplemente no pueden vivir sin ellos.

Si desea bajar de peso, mi consejo es que preste mucha atención a su ingesta calórica diaria y asegúrese de hacer una hora de ejercicio de moderado a intenso 4-5 veces por semana. Esto podía incluir 30-

45 minutos de bicicleta, correr, nadar o incluso caminar rápido. También es importante tener por lo menos 2-3 días a la semana de ejercicios de fuerza / levantamiento de pesas. Esto ayudará a construir masa muscular magra que destruye la grasa y aumenta el metabolismo para quemar más calorías. Y eso es sólo el inicio.

Al utilizar una dieta vegana, hacer elecciones más saludables de alimentos, combinado con un aumento de actividad física (rutina rigurosa), su cuerpo no tendrá más remedio que comenzar a perder peso y sus niveles de energía se dispararán hasta el techo.

¡Es tiempo de que actúes!
¡Buena suerte!

Parte 2

Introducción

Quiero agradecerte y felicitarte por descargar este libro.

La dieta vegana implica limitarse a las frutas y verduras. La dieta rechaza el consumo de carnes y está destinada a ayudar a la persona a adelgazar a perder peso y eliminar todas las dolencias y enfermedades causadas por una mala dieta. La dieta alienta a comer nueces como fuente de carbohidratos y proteínas. Además de los beneficios físicos, como aumentar la resistencia física y ayudar a perder peso, la dieta vegana está destinada a ayudar a la persona a combatir y prevenir enfermedades como complicaciones cardiovasculares, colesterol, presión arterial y diabetes tipo 2. Se ha encontrado que la dieta es eficaz para controlar enfermedades como el cáncer de próstata, el cáncer de colon y el cáncer de mama.

La dieta vegana puede ser confiable para ayudar a reducir peso. Consiste en alimentos saludables y carece de alimentos que contribuyan a su aumento. La dieta consiste en alimentos que aumentan el nivel de energía del cuerpo. Contiene nutrientes que ayudan a la reparación del cuerpo y elimina los olores, los problemas del cabello y el mal aliento.

La dieta carece de productos lácteos, lo que significa que se puede utilizar para combatir las alergias. El hecho de que las personas que siguen esta dieta puedan vivir más tiempo que aquellos que no la siguen hace que sea la mejor dieta. Ser vegano preserva a los animales ya que la dieta está restringida a alimentos basados en plantas. Esto significa que no mata animales.

Tenga en cuenta que la dieta vegana es la única que se cree tiene un alto valor nutricional. Está cargada de magnesio, potasio, vitaminas, fibra foliada y antioxidantes. Por último, se recomienda a las personas que hacen dieta que beban suficiente agua, lo que generalmente es bueno para el cuerpo. Esto hace que la dieta sea mejor que cualquier otro plan conocido.

Pierde peso y baja el colesterol.
Este libro ayuda a comprender que las opciones de alimentos simples pueden controlar la presión arterial, el colesterol, la inflamación y el dolor crónico. La dieta también ayuda a las personas con diabetes, artritis, enfermedades del corazón y otras enfermedades.

¡Muchas personas se están beneficiando de esta increíble dieta, controlando la presión arterial, reduciendo el peso, reduciendo el dolor crónico y teniendo una vida mejor y más saludable! Así que vamos. No habrá necesidad de ir a consultas y medicamentos caros, y evitará los efectos secundarios de estos medicamentos.

Lamentablemente, muchos de nosotros no relacionamos la presión arterial, la inflamación y el dolor crónico con la comida. Después de leer este libro, tu vida cambiará. ¡Sorpréndete!

No podemos controlar todo lo que nos rodea, pero podemos controlar lo que comemos y lo que hacemos. Este libro se presenta de una manera simple y fácil de entender. Te encantará el cambio que traerá en tu vida.

Existe una gran cantidad de información sobre qué alimentos ayudará y cuáles debes evitar. ¡Hay muchas comidas deliciosas que puedes disfrutar!

¡Espero que lo disfruten!

Gracias de nuevo por descargar este libro.

¿Qué es la dieta vegetariana?

Las dietas vegetarianas, o algunas veces conocidas como dietas veganas, son seguidas principalmente por aquellos que dicen ser vegetarianos. Entonces, los vegetarianos no comen carne ni pescado.

Las dietas veganas excluyen todo tipo de carnes, pescados y aves. Además, los veganos evitan los productos y subproductos animales, como los huevos, los productos lácteos, la lana, la piel, el cuero, los cosméticos, etc.

En una cáscara de nuez, la estructura de nutrientes de una dieta vegana se basa principalmente en verduras, frutas, variedad de nueces, semillas y productos de grano entero.

¿Por qué seguir una Dieta Vegana?

El clamor por alimentos saludables ha llevado a un aumento en el número de personas que son vegetarianas, la mayoría de las cuales reacciona a las crecientes preocupaciones sobre el medio ambiente, la preservación de los animales y las cuestiones éticas. Algunos incluso eligen evitar los productos lácteos y la carne debido a razones éticas asociadas con la forma en que se preparan. La mayoría elige el estilo de vida vegano para ayudar a controlar el colesterol y reducir su peso. Sin embargo, aparte de considerar estos factores, ser vegano es saludable y una buena manera para hacer dieta y mantenerse en forma.

Como se mencionó anteriormente, la dieta vegana es realmente buena para la salud. Además de los beneficios físicos como aumentar la resistencia y ayudar a perder peso, la dieta vegana ofrece resultados extraordinarios para ayudar a prevenir enfermedades como las complicaciones cardiovasculares, el colesterol, la presión arterial y la diabetes tipo 2. Incluso es eficaz para controlar enfermedades como el cáncer de próstata, el cáncer de colon y el cáncer de mama. Por lo tanto, un estilo de vida vegetariano ayuda a llevar un estilo de vida más saludable y vivir más tiempo.

Como resultado, debemos valorar la dieta vegana según su estructura nutricional, sus beneficios obvios para la salud y su capacidad para prevenir enfermedades. También puede calificarse según su capacidad para ayudar a preservar los derechos de los animales y otras normas éticas. Sin duda, es beneficioso para las personas que padecen enfermedades cardíacas, colesterol y problemas de presión arterial. Además, puede ser benéficoen la lucha contra el cáncer.

Los Beneficios de una Dieta Vegana

No es ningún secreto que comer una comida vegana balanceada contribuye a la pérdida de peso y la aptitud física. De hecho, los nutrientes que contienen las verduras ayudan al cuerpo a crecer más fuerte. Por lo tanto, con la dieta vegana, básicamente comienzas a desarrollar un núcleo fuerte.

Cuando hablamos de pérdida de peso, por supuesto, nos referimos a perder peso y el exceso de grasa a un ritmo saludable. Una dieta vegana equilibrada te garantiza eso. Siguiendo un plan de dieta vegana, nos aseguramos de eliminar muchos de los alimentos poco saludables que consumimos de manera regular, lo que de lo contrario contribuirá al aumento de peso y, finalmente, ayuda al cuerpo a reducir su índice de masa. Eso no es todo, como se mencionó anteriormente, seguir la dieta vegana aumenta nuestros niveles de energía. Además, nos ayuda a ingerir más nutrientes que ayudan a la reparación nuestro cuerpo, lo que elimina las razones de cansancio. Además, se sabe que alivia los dolores de migraña en muchas personas debido a su variedad de nutrientes estructurales.

Otros beneficios físicos, que son fácilmente perceptibles en aquellos que siguen la dieta vegana incluyen tratar el olor corporal, el mal aliento, los problemas del cabello, etc. No comer carne roja en la dieta lo haría oler mejor, ya que la carne roja hace que el cuerpo sudey emita olores desagradables. Las verduras que consumes también son buenas para el aliento. Además, la dieta hace que el cuerpo crezca más fuerte desde dentro; También ayuda a que el cabello y las uñas se vuelvan más fuertes, y puede considerarse como una solución permanente al problema de caída del cabello y problemas de uñas quebradizas.

Por supuesto, una dieta vegana no solo

está hecha de vegetales, que son insuficientes para satisfacer las necesidades del cuerpo. En cambio, una dieta vegana está más o menos llena de una variedad de nueces que ayudan al cuerpo a obtener tanto vitamina A como E. De hecho, esto es lo que le da a la piel un brillo saludable ya que tiene efectos antienvejecimiento. Por lo tanto, una dieta vegana no solo tiene el potencial de ponerte saludable y en forma, sino que también puede hacerte atractivo.

Por último, pero no menos importante, el estilo de vida vegano alivia a muchas personas de las alergias y otros problemas relacionados. Esto se debe a que la mayoría de las alergias se obtienen de los productos lácteos o de la carne y, por lo tanto, al reducir su consumo puede ayudar a aliviar los dolorosos síntomas de alergia. Por supuesto, existe el hecho científicamente comprobado de que cualquier persona que siga una dieta vegana tiene una probabilidadde vivir entre tres y seis años más en comparación con aquellos que no siguen un estilo de vida vegano.

Aparte de los muchos beneficios para la salud que los seguidores de las dietas veganas están destinados a disfrutar, seguir un estilo de vida vegano también contribuye a la sociedad. Lo adivinaste; ser vegetariano ayuda a preservar los derechos de los animales. Los animales también son seres vivos y tienen derechos propios, sin mencionar que eso trae paz a la conciencia de la persona. Por otro lado, las plantas como fuente de alimento son mucho más factibles, ya que cultivarlas requiere una cantidad menor de recursos y es respetuoso con el medio ambiente. Por lo tanto, seguir una dieta vegetariana es una ventaja para la economía.

Sin embargo, uno de los mayores beneficios que podría obtener al volverse vegano es que podría evitar enfermedades mortales transmitidas por la carne.

Dieta Vegana y prevención de enfermedades

Comer cualquier dieta saludable es probable que prevenga varias enfermedades, además de sus beneficios para la salud. Una dieta vegana, en particular, juega un papel importante en la prevención de muchas enfermedades.

Se sabe que la dieta vegana ayuda a lidiar con las complicaciones cardíacas, ya que la mayoría de los problemas cardíacos surgen del estilo de vida inducido por la grasa y el consumo de alimentos poco saludables. Sin embargo, las nueces y los granos integrales que son una gran parte de la dieta vegana ayudan significativamente a mejorar la salud cardiovascular. Ayuda a eliminar la carne y los productos lácteos de tu dieta.

No tener control sobre la cantidad de carne que se consume conduce al desarrollo de colesterol que, desafortunadamente, es una condición de por vida que impondrá muchas limitaciones a nuestro estilo de vida. Sin embargo, eliminar el consumo de carne siguiendo una dieta vegana es seguro que eliminará el riesgo de desarrollar colesterol, y es incluso un excelente enfoque dietético para quienes ya tienen colesterol y buscan controlarlo. Sin mencionar que los buenos niveles de colesterol también ayudan a mantener el corazón saludable.

Y luego están los problemas de presión arterial que se pueden manejar fácilmente a través de enfoques dietéticos veganos. Por un lado, las verduras son comúnmente ricas en fibras, potasio, calcio y magnesio, los cuales todos ellos controlan los niveles de presión arterial. Además, los granos integrales, constituyen una gran parte de la dieta vegana, ayudan a disminuir la presión arterial.

Todos sabemos que la diabetes es

particularmente difícil de manejar. El estilo de vida es difícil de seguir ya que tiene muchas limitaciones cuando se trata de la elección de los alimentos. Afortunadamente, una dieta vegana simple puede ayudar a controlar la diabetes tipo dos. Vale la pena mencionar que es, por mucho, un estilo de vida más fácil de seguir que las recomendaciones dietéticas comunes para la diabetes.

Los estudios han demostrado que seguir una dieta vegana podría ser beneficioso para ayudar a controlar los cánceres como la próstata, el colon y el seno. Cuando los hombres con cáncer de próstata, cambia a una dieta vegana en las primeras etapas de la enfermedad se observan para reducción en la progresión del cáncer o se reviertesu condición. Por otro lado, los cereales integrales, las frutas y los vegetales ayudan a prevenir el cáncer de colon. Desafortunadamente, una dieta vegana debe contener muchos de estos alimentos.

En cuanto al cáncer de mama, no hay una

base concreta para estasuposición, sin embargo, recientemente se ha observado que los países donde las mujeres comen menos carne tienen una tasa menor para desarrollar cáncer de mama que las mujeres en los países que comen más carne o productos animales. Pero, esto es simplemente una suposición y se necesita más investigación para establecer información concreta.

Los Contras de una Dieta Vegana

Muchas personas eligen una dieta vegetariana únicamente porque creen que esta dieta en particular es un estilo de vida mucho más saludable y ofrece mejores resultados. Sin embargo, a menudo se nos recuerda que la grasa animal, la carne y los huevos son, en última instancia, perjudiciales para nuestra salud, y que minimizar su consumo podría ayudarnos a vivir más, eso no es necesariamente cierto de ninguna manera. Pero es cierto que incluso las mejores cosas tienen defectos, y la dieta vegana no es una excepción.

Muchos afirman que la dieta vegana es ideal debido a su estructuranutricional baja en carbohidratos, calorías y grasas. Sin embargo, esto no es necesariamente cierto ya que cada dieta saludable tiene su propio propósito y es más adecuada en diferentes situaciones y personas. Por lo tanto, la dieta vegana ciertamente no es la respuesta a todos los problemas de salud. A pesar de lo que muchos pueden afirmar, no hay absolutamente ninguna evidencia, que demuestre que es la respuesta para lograr el epítome de la salud.

El problema con las afirmaciones falsas es que, a menudo,son utilizadas para manipular información por parte de los defensores de las dietas veganas en su intento de convencer a otros de las cualidades de la dieta. Estas afirmaciones falsas a menudo se basan en cuán mala es la carne y los productos lácteos para su salud. En realidad, estos alimentos no siempre causan daño al cuerpo. De hecho, son utilizados para ayudar al cuerpo a funcionar de manera normal y eficiente.

Otro problema con la dieta vegana es qué, si bien se adapta a algunos, no les sienta bien a muchas otras personas. Escuchamos a muchas personas por ahí que aplauden la dieta vegana debido a sus beneficios milagrosos para la salud, pero a la larga apenas se habla de tales beneficios cuando la deficiencia nutricional comienza a hacer efecto. Esto no solo es causado por la exclusión de alimentos ricos en proteínas en la dieta, sino que también la dieta vegana aconseja a las personas que hacen dieta evitar el azúcar, los carbohidratos, el aceite y la grasa; que son fuentes muy importantes de nutrientes y energía a pesar del efecto adverso que podrían tener en nuestra salud.

Por otro lado, la evidencia muestra que, históricamente, nunca ha habido razas humanas que hayan podido sobrevivir con dietas libres de carne y que hayan dependido únicamente de las plantas y los vegetales como alimento. No porque los seres humanos que les gusta comer carne, la estructura nutricional limitada de una dieta vegetariana les hace que no sea bueno para la salud en general a largo plazo.

Algunas personas recurren a dietas veganas, no por sus beneficios para la salud o su pasión por los derechos de los animales, sino porque tienen problemas para digerir la carne o, en ocasiones, les causan inflamación, brotes de acné y aumento de peso.

Además, la intolerancia del cuerpo hacia ciertos alimentos no debe significar que estos alimentos deban eliminarse de nuestras comidas y optar por otras opciones más seguras. De hecho, hacer exactamente eso empeoraría la función digestiva, y sugiere un desequilibrio químico dentro del cuerpo que puede resultar en un metabolismo y un sistema digestivo lentos. En lugar de evitar estos alimentos en nuestro intestino evitando los problemas causados por ellos, debemos pensar en resolver el problema y recuperar el equilibrio químico del cuerpo mientras desarrollamos una mejor tolerancia hacia una gran variedad de alimentos.

En gran parte se cree que las mejores dietas deben consistir en nutrientes de alta calidad y deben estar llenos de una gran variedad de nutrientes para obtener todos los beneficios de salud posibles sin limitarse a las restricciones dietéticas. Y la dieta vegana se basa en verduras y plantas como la fuente principal de la dieta que no restringe los nutrientes. Una dieta que restringe la ingesta de proteínas puede aumentar la toxicidad en el cuerpo. Los aminoácidos son un producto de la ingesta de proteínas, y las dietas vegetarianas durante mucho tiempo pueden bloquear las vías del hígado y producir toxicidad. Aparte de eso, la deficiencia de proteínas en sí puede crear toxinas, y dificultar la capacidad de desintoxicación del cuerpo. Las dietas a base de plantas se prueban y se encuentra que disminuyen la producción de jugos digestivos en el cuerpo, lo que causa indigestión.

Hablando de proteínas y la digestión, las dietas veganas excluyen productos de origen animaly carnes cargadas de proteínas. Es difícil encontrar otras buenas fuentes de proteínas. Como resultado, a menudo se considera que las personas que siguen dietas veganas incorporan productos de soya como el tofu, edamame y otros alimentos a base de proteínas pueden compensar la deficiencia real de proteínas. Sin embargo, esto corrigepoco la deficiencia de proteínas y, en cambio, plantea un problema importante para el proceso de digestión, ya que los productos de soya son bastante difíciles de digerir.

Por último, aparte de las plantas, los vegetales y las frutas, las dietas veganas fomentan el consumo excesivo de nueces de manera regular para aumentar los niveles de proteínas y calorías en el cuerpo. Los frutos secos son buenos para nuestra salud, pero tienen grandes complicaciones. En primer lugar, las nueces son bastante difíciles de descomponer para el cuerpo, dados los jugos digestivos bajos que tienen las personas que hacen dieta vegana. Teniendo en cuenta que las nueces tienen un alto contenido de grasas insaturadas y otros componentes que también dificultan el proceso digestivo.

Estructura nutricional de la Dieta Vegana. Cualquier dieta balanceada requiere un balance nutricional para presentar beneficios para la salud. Los nutrientes enumerados a continuación explican por qué la dieta vegana se considera benéfica para la salud y recomendada en los planes de dieta vegana. Si bien puede ser un poco difícil encontrar todo tipo de nutrientes en las verduras y las frutas, la investigación le dará una serie de alimentos que son ricos en diversos nutrientes y están dentro de las restricciones de la dieta vegana.

El concepto de toda dieta vegana es maximizar las vitaminas, las fibras, el magnesio y el potasio, al mismo tiempo que reduce los carbohidratos y las grasas saturadas, que pueden convertirse fácilmente en un problema para la salud.

Fibra- Las Dietas Veganas son altas en fibra, lo ayuda a mejorar los movimientos del intestino, y es particularmente muy eficaz en la lucha contra el cáncer de colon.

Magnesio- Nos enfocamos mucho en la importancia del calcio en cualquier dieta y en el proceso; a menudo pasamos por alto el magnesio, que también desempeña un papel muy importante en el mantenimiento de una dieta equilibrada. La dieta vegana fomenta el consumo de nueces y semillas que son particularmente una buena fuente de magnesio para el cuerpo.

Potasio- Las dietas veganas tienen un alto contenido de potasio, que básicamente equilibra los niveles de agua y la acidez en el cuerpo ayudando a los riñones para eliminar toxinas del cuerpo. Además, se sabe que las dietas ricas en potasio reducen el riesgo de enfermedades cardíacas e incluso previenen el cáncer.

Folato: esta vitamina en particular juega un papel crucial ya que ayuda en la reparación celular, genera células sanguíneas e incluso metaboliza los aminoácidos, que a su vez ayudan a la digestión.

Antioxidantes: los antioxidantes se encuentran en frutas y verduras. Son, sin duda, excelentes para el cuerpo y desempeñan un papel clave al actuar como guardianes contra las enfermedades. Incluso ayudan a prevenir algunos tipos de cáncer. La vitamina C, que es un tipo de antioxidante, ayuda a estimular el sistema inmunológico y a curar los moretones. La vitamina E tiene resultados excepcionales en el corazón, la piel y los ojos y se dice que incluso ayuda a prevenir la enfermedad de Alzheimer. Además, la fotoquímica de los alimentos de origen vegetal no solo previene el cáncer, sino que también tiene el potencial de revertir la enfermedad y funciona bien con los antioxidantes de las dietas veganas.

Los problemas de nutrición de la Dieta Vegana

El primer y más importante defecto de cualquier dieta vegana reside en su estructura nutrimental. Sí, aunque la dieta a base de plantas hace hincapié en las frutas y verduras que son densas en nutrientes, ignoran la necesidad del cuerpo de otros nutrientes que están no están disponibles en las verduras y frutas; llamadas proteínas. Además, estas dietas a menudo incluyen una proporción bastante grande de cereales, legumbres y demás, que son todos relativamente bajos en nutrientes y en su lugar, contienen más antinutrientes.

Por lo tanto, se ha demostrado científicamente que las dietas veganas, en particular, generalmente carecen de muchos de los nutrientes que son vitales y que ayudan al cuerpo a funcionar correctamente. Los estudios han demostrado que las dietas veganas son deficientes en nutrientes como la vitamina B12, el calcio, el hierro, el zinc y las proteínas. Como resultado de estas deficiencias, el cuerpo se enfrenta a algunos desafíos que a veces pueden llegar a ser terribles.

La deficiencia de vitamina B12 es quizás el problema más común para las personas con dietas veganas. Los estudios muestran que el 83% de las personas que siguen las dietas veganas son deficientes en vitamina B12, mientras que solo el 5% de los omnívoros enfrentan este problema.

La razón por la cual la vitamina B12 es tan crucial para la anatomía es que ayuda en la síntesis del ADN y los glóbulos rojos en el cuerpo. Además, también desempeña un papel en la producción de la vaina de mielina alrededor de los nervios y ayuda en la conducción del impulso nervioso. Por lo tanto, la deficiencia de vitamina B12 puede causar fácilmente problemas como fatiga, letargo y pérdida de memoria, anemia e incluso una variedad de problemas neurológicos. También es importante resaltar que estos efectos de la deficiencia de vitamina B12 son particularmente alarmantes para niños en la dieta vegana.

Por otro lado, hay un mito común sobre el estilo de vida vegetariano y las dietas veganas que dicen que la vitamina B12 está fácilmente disponible en muchas plantas como algas marinas, soja fermentada, etc. Por lo tanto, se cree que la incorporación de tales plantas en la dieta sería fácil evitar la carencia de vitamina B12. Sin embargo, en realidad, se considera que los alimentos vegetales contienen componentes que bloquean la absorción de vitamina B12, por más pequeño que sea la proporción. O, en realidad, podría aumentar el nivel de deficiencia de B12 en sí.

La vitamina B12 no es la única deficiencia que un vegetariano puede enfrentar, de hecho, la ingesta de calcio para los veganos también es mucho más baja de lo que debería ser, aunque la mayoría de las verduras son más o menos ricas en calcio. Esto se debe a que los niveles potenciales de calcio que podrían obtenerse de los alimentos vegetales se ven muy afectados por los niveles de oxalato y fitato que a menudo contienen, y como resultado, actúa como un obstáculo para la absorción de calcio y dificulta la extracción de calcio por parte del cuerpo. Los alimentos vegetales. Incluso para los vegetales de hojas verdes como la espinaca y la col rizada, que tienen un alto contenido de calcio, en la mayoría de los casos, la mitad de su calcio ni siquiera se absorbe adecuadamente durante el proceso de digestión.

Además, los estudios sugieren que se necesitarían al menos 15 porciones de verduras de hoja verde como las espinacas, que son ricas en calcio, para obtener la misma cantidad de calcio que un vaso de leche. De hecho, es importante tener en cuenta que, más o menos, todas las verduras requieren, en el mejor de los casos, múltiples porciones para proporcionar un beneficio significativo de calcio al cuerpo. En última instancia, esto lleva a la conclusión de que la dosis diaria de calcio que requiere un cuerpo no se puede cumplir solo con el consumo de alimentos vegetales.

Aunque los vegetarianos consumen hierro en una cantidad similar a los omnívoros, los niveles de calcio son insuficientes en las dietas veganas, y la disponibilidad del hierro en las plantas es mucho menor que en los animales. Además, la absorción de hierro en alimentos de origen vegetal está bloqueada por el consumo de otras sustancias como el café, el té, etc.

La deficiencia de zinc no es común en personas que hacen dieta vegana, pero es cierto que sus niveles de ingesta de zinc están muy por debajo de los niveles estándar recomendados. Esto no es precisamente porque los alimentos vegetales carecen de zinc, sino porque el fitato que existe en las plantas que transportan zinc dificulta la capacidad del cuerpo para absorberlo.

Los alimentos vegetales contienen omega-6 y omega-3 hasta cierto punto. Estos son alimentos de ácidos grasos que son beneficiosos a largo plazo, ya que forman una barrera protectora y terapéutica para muchas enfermedades, como el cáncer, el asma, las enfermedades cardíacas e incluso las enfermedades autoinmunes.

Pero aquí está la trampa; Estos ácidos deben sintetizarse para que tengan el efecto beneficioso sobre el cuerpo. Además, las posibilidades de que estos ácidos se conviertan en EPA y DHA son muy bajas y, por lo tanto, los vegetarianos tienen 50% menos de EPA y DHA que otros. Esto se debe principalmente a que el proceso de conversión depende en gran medida de la disponibilidad de zinc y hierro, que faltan en la dieta vegana.

Si bien es probable que la dieta vegana proporcione suficiente vitamina C y vitamina E, uno de los mayores problemas de seguir la dieta es probablemente la falta de vitamina A y vitamina D. Las vitaminas A y D se consideran vitaminas solubles en grasa que son cruciales para el mantenimiento. La salud en general. Por ejemplo, la vitamina A ayuda a mantener un sistema inmunológico saludable, una visión aguda y fertilidad. Mientras tanto, la vitamina D regula el metabolismo en el cuerpo y reduce las posibilidades de inflamación. También previene algunos tipos de cáncer.

Existe una idea falsa de que los alimentos vegetales contienen vitamina A. De hecho, todo lo que están haciendo es confundir el betacaroteno con la vitamina A. El betacaroteno se convierte eventualmente en vitamina A, pero es seguro decir que el cuerpo puede no funcionar bien con el bajo nivel de vitamina A sintetizada.

En este punto, debe preguntarse por qué esta forma de dieta tiene tantos contras, y cómo en el mundo es considerada un estilo de vida saludable. Bueno, es muy cierto que las dietas basadas en plantas son definitivamente bajas en muchos nutrientes esenciales y no están hechas para a todos. Además, no todos pueden ser aptos para esta dieta. Por lo tanto, es importante comprender y averiguar qué tipo de dieta es probable que lo beneficie. Si bien la dieta vegana es considerada saludable por todos, puede resultar un ajuste perfecto para algunas personas, mientras que causa problemas de salud a muchas otras personas.

Recomendación de nutrición diaria

Además de no comer carne y productos de origen animal, las dietas veganas tienen más que eso. La dieta tiene objetivos de nutrición diarios que deben alcanzarse, o al menos mantenerse, mientras se sigue. Esto incluye:

Los niveles de energía deben ser de 2000 kcal.
Los niveles de azúcar deben ser de 90g.
La proteína debe ser de 50 g
Los carbohidratos no pueden exceder los 260 g.
Las grasas y las grasas saturadas deben restringirse a 70g y 20g respectivamente
La fibra es de 24 g
Niveles de sodio 6g.

La MEJOR Comida para la Dieta Vegana

Elegir no comer carne y solo apegarse a las verduras puede ser complicado. Se reduce drásticamente el consumo de algunos de los nutrientes más importantes que nuestro cuerpo necesita; por ejemplo, el hierro, las proteínas, el calcio, la vitamina B12 y la vitamina D. Por lo tanto, la verdadera lucha para seguir una dieta vegana es conseguir alimentos adecuados que contengan cualquiera de estos nutrientes difíciles de encontrar, aparte de las carnes, por supuesto.

Agua - El agua es probablemente lo mejor que nos han dado. Ayuda al cuerpo a mantenerse hidratado y nos mantiene en movimiento. Cuando te mantienes hidratado, otros nutrientes consumidos tendrán un mejor resultado para su salud. ¿Cuánta agua realmente necesitamos al día? Bueno, al menos 6-12 vasos por día. Aunque, no hay limitaciones para los vasos que puede tomar. Sin embargo, para una dieta vegana, si las frutas a base de agua son abundantes en su plan de dieta, puede reducir su consumo de agua y permanecer hidratado adecuadamente.

El tofu- tofu tiene muchas cualidades que lo hacen bueno para la salud a pesar de que es un poco duro para el sistema digestivo. Ya que es una increíble fuente de proteínas, zinc y hierro, es una excelente opción para incorporar en dietas veganas y puede convertirse fácilmente en sustitutos de cualquier carne, pescado o pollo.

Frijoles: una sola taza de frijoles al día podría darle los nutrientes necesarios equivalente a un tercio del total de hierro que necesita en un día, la mitad de la fibra e incluso proporciona proteínas. La fibra soluble en ellos ayuda a bajar el colesterol. Una taza de frijoles también podría proporcionarle una buena dosis de potasio y zinc, y un poco de calcio. Sin embargo, manténgase alejado de los alimentos enlatados. La variedad enlatada se sumerge en sal y no es buena para la salud de ninguna manera porque es completamente procesado.

Lentejas: los frijoles, aunque pequeños, son inevitablemente una excelente fuente de proteínas. Las lentejas son similares a los frijoles y contienen el doble de hierro que los frijoles normales. También están cargados con vitamina B y ácido fólico, y son un buen sustituto para las legumbres que, aunque son buenas para la dieta vegana, causan problemas digestivos. Las lentejas se pueden comer con casi todo tipo de platillos; solo agregue algunas lentejas cada vez que cocine un plato vegano.

Nueces: la mayoría de las personas que hacen dieta vegana dependen en gran medida de las nueces para proporcionarles los nutrientes que se pierden como resultado de no comer carne y productos de origen animal. Además de proporcionarle al consumidor algunas proteínas, una variedad de nueces es buena para proporcionar zinc, vitamina E y omega-3. Las almendras, por ejemplo, se considera que proporcionan una buena cantidad de calcio. Sin embargo, dado que las nueces están llenas de carbohidratos, se creía que aumentan las posibilidades de aumento de peso. Esto fue así hasta hace poco, cuando los estudios revelaron que las personas con dietas que incluyen nueces tienen más probabilidades de pesar menos que las que no lo hacen.

Por otro lado, las diferentes nueces proporcionan diferentes nutrientes, por lo que es importante conocer las nueces que se deben consumir y las que se deben evitar. Por ejemplo, las almendras proporcionan aproximadamente cuatro veces más fibra que la nuez de la india (o anacardos, o marañón). La nuez de la india, por otro lado, contienen el doble de hierro y zinc que cualquier otra nuez. Las pacanas y las nueces se encuentran en algún lugar en el medio; Están llenos de potasio, magnesio, zinc y algo de calcio.

Granos: las personas que hacen dieta vegana son deficientes en vitamina B12. Esto es lo que necesitamos saber sobre los granos, los cereales integrales están llenos de la vitamina B12 que no está presente en la dieta vegana. La limitación de huevo y de lácteos significa que los veganos a menudo deben tomar suplementos de vitamina B12 para prevenir las consecuencias causadas por su deficiencia. Por lo tanto, los cereales integrales podrían ser una solución mucho más sencilla para prevenir la deficiencia de vitamina B12, ya que los alimentos integrales como el pan, el arroz integral y los cereales son ricos en zinc y fibra, y en la vitamina B12.

Verduras de hoja verde: las verduras son excelentes para la salud debido a los nutrientes que proporcionan. Los vegetales de hojas verdes tienen más. Las verduras de hoja verde como la espinaca, el brócoli y la col rizada se consideran súper alimentos. Además, el calcio, el magnesio y el potasio contienen una alta dosis de hierro que todos los veganos pueden encontrar muy útiles, por ejemplo, las espinacas. Las hojas verdes se consideran un excelente alimento contra el cáncer debido a su alto contenido de antioxidantes. Además, a diferencia de la mayoría de las verduras cargadas con calcio, que también contiene algún tipo de componente que bloquea la absorción de calcio por parte del cuerpo, las hojas verdes contienen mucho calcio. Lo que significa que incluso en los casos en que otros productos químicos interfieren con su absorción, algunos de ellos terminan siendo absorbidos de todos modos.

Frutas: Cargadas de agua y nutrientes, las frutas son excelentes adiciones al plan de dieta vegana. Sin embargo, la regla básica de comer fruta es que, si bien puedes hacer un batido o hacer un pastel, siempre es mejor tenerlas crudas para aprovechar al máximo la nutrición. Cocinarlos con otros platos les quita la mayoría de sus nutrientes y beneficios. Y hablando de no mezclar frutas, tenga especial cuidado de no mezclar melones con otros alimentos. Esto se debe a que, si bien los melones son excelentes para la salud, los melones mezclados con otros alimentos pueden causar problemas para nuestro sistema y, en última instancia, provocar acidez, gases y otros efectos tóxicos.

Los alimentos que deben evitarse
Cuando estás en una dieta vegana o quieres perder peso, es importante evitar todo tipo de carnes, aves y pescado. Además, los productos animales como huevo, leche, crema, queso y mantequilla también deben evitarse. La margarina, los aderezos para ensaladas y la mayonesa contienen algún tipo de grasa animal y, por lo tanto, también deben evitarse.

Por otro lado, los alimentos fritos como las papas fritas, los aros de cebolla y las rosquillas están llenos de aceite y grasa que no son más que un obstáculo para perder peso y, por lo tanto, deben evitarse.

El café y el té están bien siempre y cuando se garantice el uso de cremas sin grasa, sin lácteos. En cuanto a las bebidas alcohólicas, bueno, el consumo de alcohol se considera malo para la salud general.

Una última cosa a tener en cuenta es que, si bien los frutos secos, las semillas, las aceitunas y los chocolates no lácteos provienen de vegetales, están aprobados para dietas veganas normales, si su objetivo es perder peso, sería prudente evitar estos alimentos debido a su alto contenido en grasa que conduciría al aumento de peso.

Comida
Además de limitarse al consumo de carnes, pescado y aves de corral, un vegano también debería rechazar los huevos y otros tipos de productos lácteos. Sin embargo, el contenido nutricional de estos productos animales es innegablemente requerido por el cuerpo. Por lo tanto, aquí hay una lista de alimentos que podrían reemplazar los

huevos y los productos de origen animal, y brindan a un vegano nutrientes similares.

El sustituto de un huevo:
1/4 taza de tofu, o
Un plátano pequeño, o
1/4 taza de compota de manzana, o
2 cucharadas de maicena

Los productos lácteos pueden ser sustituidos con:
Leche de soja, o
Leche de arroz, o
Agua corriente, o
Queso de soja, o
Crema no láctea

Escogiendo aceites de cocina

Hay muchas personas que rechazan el uso de aceites en las comidas mientras hacen dieta. Sin embargo, lo que consideran ser saludable al evitar el aceite no es saludable en absoluto. De hecho, nuestro cuerpo requiere algún tipo de consumo diario de aceite para que funcione correctamente. Sin embargo, se debe prestar atención al tipo de aceite que se consume y, si utiliza aceites para cocinar, es muy importante evitar el tipo de aceite que puede arruinar el equilibrio nutricional de su comida.

El problema con el consumo de aceite es que la gente tendrá demasiado o muy poco. En su lugar, trate de mantener el nivel estándar de consumo recomendado por los especialistas de salud. Además, hay otro problema donde las personas prefieren los aceites refinados cuando cocinan. Este tipo de aceites no son muy saludables. Algunos consideran que el aceite de oliva extra virgen es el epítome de la salud, pero eso tampoco es necesariamente cierto. De hecho, casi no hay ningún tipo de aceite que sea completamente benéfico. Es solo que algunos aceites, como el aceite de oliva, son en realidad más neutros y no causan tanto daño, ya que lo hacen más de la mitad de los aceites refinados de origen animal.

La margarina y un proceso conocido como la hidrogenación que sufren los aceites es lo que los hace tóxicos. La ingesta de estos aceites, por lo tanto, promueve el cáncer. El proceso de hidrogenación convierte los aceites poliinsaturados en sustancias extremadamente tóxicas llamadas grasas trans. Las grasas trans se consideran peligrosas para la salud y deben evitarse a toda costa. Además, se ha visto que en realidad aumentan el colesterol en la sangre y pueden conducir fácilmente a enfermedades cardíacas.

Para empezar, debes evitar absolutamente los aceites refinados. Los aceites refinados han sido prensados mecánicamente y tratados con una sustancia química muy dañina conocida como hexanos, expuesta a altas temperaturas y, en algunos casos, blanqueados. Como resultado, cualquier calidad benéfica que haya podido tener, puede haber sido destruida. En particular, los ácidos grasos omega-3 que una vez contenían se convierten en grasas trans que son perjudiciales para la salud.

Incluso los aceites que afirman haber sido solo "ligeramente refinados" y "expulsados a presión", están sujetos a procesamiento y son definitivamente desodorizados y blanqueados. Además, cualquier aceite que haya sido sometido a altos niveles de calor, por lo tanto, se cambia para siempre y no tiene valores nutricionales.

En lugar de utilizar aceite refinado, opte por los no refinados que no hayan sido sometidos a ninguna conversión química. Los aceites prensados en frío son siempre el mejor aceite, ya que no están expuestos a altos niveles de calor y, por lo tanto, sus cualidades nutricionales permanecen intactas. Es probable que encuentre aceites sin refinar, prensados en frío, en recipientes oscuros y, en su mayoría, refrigerados. ¿Por qué están refrigerados, preguntas? Aquí hay una información útil. Cuando ve aceites en los estantes de la tienda de comestibles cuidadosamente empaquetados en recipientes transparentes, básicamente está viendo aceites que se han refinado para que se vean de esa manera y permanezcan artificialmente estables incluso a altas temperaturas, por lo que pueden quedarse fácilmente en los estantes. Durante largos periodos de tiempo sin ser echados a perder. Sin embargo, no se puede hacer eso con aceites prensados en frío que nunca se han procesado y, por lo tanto, se deben refrigerar.

Por otro lado, debe saber que algunos aceites se pueden prensar con expulsión y aún no se pueden tratar con el peligroso hexano, o no se deben someter a altas temperaturas. Así que asegúrese de verificar la fuente y que el aceite prensado por el expulsor también esté prensado en frío, antes de comprar.

El uso ocasional de aceite de coco puede fomentarse siempre y cuando se compre en frío y sin procesar. El aceite de coco es un aceite muy estable que puede soportar fácilmente altas temperaturas de cocción.

Dieta vegana y pérdida de peso

Uno de los beneficios físicos de la dieta vegana es que es una forma eficiente de perder peso, como se mencionó en este artículo. Estar a dieta resulta lo más probable en pérdida de peso; Sin embargo, la dieta vegana garantiza una pérdida de peso sostenible. Además de esto, se pueden observar mejoras importantes en los niveles de colesterol, presión arterial, azúcar en la sangre y otros aspectos de salud. Dado que las dietas veganas carecen de carnes con alto contenido de grasa y se enfocan más en la fibra y las vitaminas, es muy fácil perder peso siguiendo este enfoque dietético.

Comenzar con la dieta vegana puede ser un reto; solo la idea de seguir un estilo de vida saludable por un período de tiempo indefinido. El principio clave para perder peso a través de la dieta vegana es elegir los mejores alimentos de fuentes vegetales, obviamente evitar las carnes y todo tipo de productos animales, y mantener los aceites al mínimo.

De hecho, los nutriólogos han ideado una tabla de nutrición en la que se basan las comidas veganas para maximizar los beneficios de la pérdida de peso. El modelo consta de cuatro dimensiones de alimentos, es decir, granos, verduras, frutas y dulces.

La primera dimensión se centra en los granos y limita su consumo a 80 (kcal) por día y aconseja que un tercio de las porciones de granos en un día deben provenir de fuentes de granos integrales, como el pan y el arroz integral. La avena es una mejor alternativa a los cereales.

La segunda dimensión son las verduras. Dado que las dietas veganas se basan en el consumo de vegetales, no hay una limitación real en su ingesta. Sin embargo, una persona a dieta debe tener al menos una porción de verduras crudas en un día, ya sea en forma de ensalada o cualquier otra cosa. Pero el punto en esto es que los alimentos cocidos pierden la mayor parte de su valor nutricional, por lo que comer alimentos crudos le daría más de dos veces la nutrición que obtiene de las comidas cocidas. Además, las verduras que se comen en un día deben contener algún tipo de verdura de hoja verde y frijoles.

Las frutas juegan un papel crucial en la dieta vegana. Se enfoca principalmente en darle energía al cuerpo y debe comerse entera para obtener el beneficio máximo en lugar de exprimirlo. Además, como parte del programa de pérdida de peso, sería mejor elegir las frutas bajas en calorías como las fresas, los kiwis, los arándanos, las frambuesas y las naranjas, ya que esto contradice el programa de pérdida de peso ya que aumentas de peso.

La última dimensión son los dulces (opcional). Si bien la dieta vegana no necesariamente aconseja a las personas que hacen dieta reducir los dulces, si está siguiendo una dieta vegana para perder algunos kilos de más, es obviamente crucial que reduzca los dulces si desea ver un resultado real. No es posible lograr resultados significativos de pérdida de peso mientras seguimos masticando edulcorantes. Sin embargo, algunas personas tienen ciertos antojos, tales personas no deberían ingerir más de unos pocos dulces al día, lo que equivaldría aproximadamente a 100 (kcal) de grasas.

La mayor dificultad que puede enfrentar una persona a dieta es que la comida puede no parecer suficiente y, a menudo, puede pasar hambre. Bueno, la solución es fácil, especialmente si estás en una dieta vegana; Agrega más verduras y frijoles a tu plato. Y en los raros casos en que la comida pueda parecer demasiado para usted, sería mejor deshacerse de los dulces antes de deshacerse de cualquier verdura del plan de comidas.

Por último, en la búsqueda por la pérdida de peso, la mayoría de las personas intentan reducir la ingesta de calorías en su día. Esto no es bueno de ninguna manera para su salud. De hecho, puede llevar a una deficiencia nutricional a largo plazo. Es de suma importancia que nadie, ya sea a dieta o en planes de comidas regulares, nunca deben reducir el estándar mínimo de al menos 1200 calorías por día.

Comidas Veganas para bajar de peso
Los desayunos necesitarían algunas modificaciones menores:

Cereales integrales o harina de avena, preferiblemente con frutas frescas o pasas, y no con leche
Cereales de salvado de trigo o avena con leche de arroz y bayas
Melones o cualquier otra fruta.
Pan tostado de trigo con mermelada encima, sin mantequilla ni margarina

El almuerzo es el momento de exprimir una gran cantidad de verduras saludables y, aún así, hacer que tenga un sabor delicioso:

Ensaladas
Ensalada con zumo de limón y aderezo sin grasa.
Ensaladas a base de frijoles: garbanzos, lentejas o frijoles negros, con maíz

Ensaladas a base de cereales con fideos o arroz
Sopas:
Sopas a base de vegetales
Sopas a base de legumbres
Sándwiches / Wraps
Sándwich de verduras con lechuga, pepino y tomate
Sándwich de hummus con zanahorias, coles y pepinos.

La cena debe enfatizar en granos junto con verduras:
Almidones
Pastas
Arroz integral
Papas
Panes de trigo
Postres:
Frutas frescas
Mousse De Chocolate Sin Grasa
Manzanas al horno
Aperitivos:
Frutas, zanahorias, palitos de apio.
Tostadas con mermelada (sin mantequilla ni margarina)

Tortilla al horno con salsa de frijoles

Tips para una Dieta Vegana

El solo hecho de incluir alimentos veganos en su dieta está destinado a brindarle sorprendentes beneficios para la salud, sin embargo, aquí hay algunos consejos que lo ayudarán a maximizar los beneficios para la salud.

En primer lugar, cuando compre ingredientes, tómese el tiempo para revisar las etiquetas de los alimentos envasados que planea preparar. Esto se debe a que los condimentos no saludables reducirían la calidad vegana de su comida. Además, es importante mencionar que debemos tener especial cuidado para evitar los artículos que están cargados de sodio; demasiada sal no es buena para su salud, independientemente de si está siguiendo una dieta específica o no.

También debemos ser conscientes del contenido al comprar alimentos derivados de productos lácteos. Cocinar con productos lácteos arruinaría todo el concepto de comer vegano. Además, tenga cuidado con los vinos no veganos, ya que a menudo se procesan con productos animales. Además, recuerde que la mayoría de los alimentos de pan y panadería contienen un cierto nivel de mantequilla y leche.

Conclusión

En términos generales, la dieta vegana ofrece muchos beneficios y puede controlar los niveles de colesterol y reducir muchas enfermedades, pero requiere mucha determinación y esfuerzo para seguir una dieta vegana en comparación con cualquier otra dieta. Esto se debe a que, a pesar de los muchos beneficios para la salud, la deficiencia nutricional puede aparecer en algún momento y, de hecho, enfrentarla requeriría un gran esfuerzo.

www.ingramcontent.com/pod-product-compliance
Lightning Source LLC
LaVergne TN
LVHW011954070526
838202LV00054B/4918